Vorschläge
zur
Reform des Hebammenwesens
in Elsaß-Lothringen.

Von

Dr. Hermann W. Freund,
Erster Assistent an der Frauenklinik zu Straßburg i. E.

Straßburg.
Verlag von Karl J. Trübner.
1889.

Seit mehr als zehn Jahren macht sich eine tiefe Bewegung der Geister in Betreff des Hebammenwesens geltend, ja man hat eine Hebammenfrage aufgeworfen. Ausgehend von berechtigten Klagen über die Unzulänglichkeit und Zweifelhaftigkeit der Leistungen der Hebammen von Seiten der Aerzte, schließlich auch des Publicums, hat man nicht nur die Verbesserung des Hebammenunterrichtes, sondern sogar Sein oder Nichtsein des jetzigen Hebammenstandes, seine Ersetzung durch ein von vornherein in Bezug auf Stand und Vorbildung höheres Schülerinnenmaterial discutirt. Jene Klagen, von denen die ganze Discussion angehoben hatte, waren vorzugsweise auf die mangelhafte Anwendung der in der Geburtshülfe zum Segen der gebärenden Weiber eingeführten antiseptischen Methode gerichtet. Nehmen wir an, daß diese Klagen thatsächlich begründet seien, wären wir darum berechtigt, die extremen Maßnahmen zu ergreifen, die oben erwähnt worden sind? Nein! Wenn die oberen Zehntausend einen Arzt, die mittlere Million eine höher gebildete Diaconissin zur vollständigen Abwartung und Leitung der Geburt herbeiholen wollen, wenn ein Theil der Weiber der vielen unteren Millionen in größeren Städten in Anstalten niederkommen können, so wird der unvergleichlich größere Theil der Armen und wenig Bemittelten auf die fast natürliche und ihnen am meisten zusagende Hülfe der Hebammen, wie wir sie haben, angewiesen sein. — Jeder Geburtshelfer kennt eine große Zahl tüchtiger, verlaßbarer Hebammen. Diejenigen Eigenschaften, welche vor allen andern für die Ausübung der Hebammenpflicht erforderlich sind — gesunder Menschenverstand, Geduld, Ruhe, Sauberkeit, Gewissenhaftigkeit —, finden sich glücklicherweise in allen Ständen und nicht am wenigsten in dem niederen Bürger- und Handwerkerstande, in dem die Kinder vielfach in frühester Jugend zu wirthschaftlichen Leistungen herangezogen werden;

gerade aus den letztgenannten Ständen rekrutiren sich aber die meisten Hebammen.

Sind jene Klagen aber begründet, so haben wir nachzusehen, ob die Hebammen in der Lage sind, dieselben abzustellen. Und hier behaupte ich, daß sie es unter den gegenwärtigen Umständen nicht sind. Die bisherige Einrichtung des Unterrichtes, wie sie gesetzlich vorgeschrieben ist, befähigt die Hebammen zur gedeihlichen Führung ihres schwierigen Amtes nicht. Wohl kommt eine Anzahl gut begabter Frauen auch unter den jetzigen Umständen nach langen, durch manche schlimmen Erlebnisse befestigten Erfahrungen zu Tüchtigkeit und verlaßbarem Handeln; die Mehrzahl aber stellen wir ungenügend vorbereitet vor eine fast unlösbare Aufgabe.

Bevor ich in die Begründung und Ausführung dieser Behauptung eintrete, will ich ausdrücklich hervorheben, daß ich im Anblick so gut geleiteter Hebammenschulen, wie der Elsaß-Lothringens, nicht die Absicht habe, einen Vorwurf gegen dieselben auszusprechen. Ich schreibe einzig und allein gegen die bisher gesetzlich vorgeschriebene Einrichtung des Hebammenunterrichtes und bringe einen wohldurchdachten Vorschlag zur Verbesserung oder vielmehr Erweiterung desselben. Meine mehrjährige Thätigkeit als poliklinischer geburtshülflicher Assistent der Straßburger Frauenklinik, in der ich mit allen Hebammen unsrer Stadt und mit den meisten der umliegenden Dörfer in ununterbrochenem Verkehr bin, berechtigt mich, in dieser Frage zu sprechen; ich habe diesen Weg der Veröffentlichung gewählt, trotzdem ich als Mitglied einer Kommission zum Entwurf einer neuen Hebammenordnung, die der hiesige ärztlich-hygienische Verein eingesetzt hatte, thätig war, weil einem so wichtigen Gegenstande die breiteste Publicität gegeben werden muß, und ich habe diesen Zeitpunkt gewählt, weil mitten in die ernsten Discussionen über das Hebammenwesen der Entschluß der Regierung Elsaß-Lothringens fällt, dasselbe gesetzlich neu zu reguliren. Geht dieser Zeitpunkt ungenützt vorüber, so ist, wie es in solchen Dingen zu geschehen pflegt, für lange Zeit eine Aenderung ausgeschlossen.

* * *

Schon zu einer Zeit, wo eine Reform noch dringender erforderlich war, als jetzt, wo die Geburtshülfe noch eine Erfahrungswissenschaft der Hebammen war, hat ein Straßburger Arzt, Joh. Jak. Fried, den man mit Recht den ersten Lehrer der wissenschaftlichen Geburtshülfe in Deutschland nennt, klar und deutlich die Stelle aufgedeckt, an der man den Hebel einzusetzen hat.[1]) Er hat den trotz aller Unpflege und Stürme lebensfähigen Baum mit den Wurzeln aus unfruchtbarem Boden heraus in das wohlgepflegte und ergiebige Gartenland der Schule verpflanzt, er hat den Unterricht in der Entbindungskunst, die von so fruchtbarer und furchtbarer Bedeutung für das Wohl und Wehe des Volkes sein kann, aus den Händen der Hebammen genommen und in die wissenschaftlich durchgebildeter Aerzte gelegt. Die einmüthige, auf mehr als hundert Jahre alte Erfolge gestützte Anerkennung der Fried'schen Einrichtungen lassen keinerlei Zweifel zu, daß in der Sicherung eines allen Anforderungen der Zeit und Wissenschaft entsprechenden Unterrichtes das einzig durchgreifende Mittel einer Reform des Hebammenwesens liegt. Treten daher in gewissen Zeitabschnitten Schäden in letzterem zu Tage, so darf die Frage hinsichtlich ihrer Heilung nur lauten:

Welche Fehler und Lücken weist der gegenwärtige **Hebammenunterricht** auf?

Das gegenwärtig vor Aller Augen liegende Gebrechen unsres Hebammenwesens ist, wie bemerkt, der Mangel einer streng durchgeführten Antisepsis, einer gewissenhaften Desinfection.

Wie kommt es, daß nicht nur den alten Wehemüttern, die in der vorantiseptischen Zeit ausgebildet sind, sondern auch der Mehrzahl der modernen die absolute Vertrautheit mit diesem obersten, unerläßlichen Erforderniß abgeht? Jeder Arzt, der mit Hebammen zusammen entbindet, weiß, daß diese — was bei der geringen Kritikfähigkeit der Mehrzahl derselben nicht Wunder nehmen kann — die Lehren der Hebammenschule fast sklavisch befolgen. Sie nabeln ein Kind ab, sie behandeln die Nachgeburtsperiode, sie stillen eine Blutung u. s. w. unbedingt so, wie sie es gelernt

---

[1]) H. W. Freund. Das Hebammenwesen Straßburgs.
Arch. f. öff. Gesundheitspfl. in Elf.-Lothr. X. pag. 300.

haben. Bekommen sie nun etwa die Lehren der Antisepsis in der Schule unvollkommen oder gar nicht? Das ist für die Anstalten Elsaß-Lothringens, wie wohl für alle Deutschlands, ausgeschlossen; und doch beherrschen sie gerade diesen Theil ihrer Kunst nicht, der ihnen als der wichtigste beigebracht worden ist!

Meine poliklinische Thätigkeit hat mich die Ursache dieser merkwürdigen Thatsache erkennen lassen. Absehen will ich von den raren Fällen, wo alte, überhaupt nicht antiseptisch gebildete sage-femmes im Zusammenwirken mit ebensolchen Aerzten in ihrer Unwissenheit befangen bleiben; diese Fälle sind vereinzelt und werden in kurzer Zeit durch die natürliche Entwicklung ihre Erledigung finden.

Ich sehe aber die jüngeren Hebammen, wenn auch ausgerüstet mit den besten antiseptischen Lehren und Instrumenten, davon von vornherein unzureichenden, unpassenden, daher nicht selten schädlichen Gebrauch in der Praxis machen. Eine junge Hebamme tritt sauber desinficirt mit dem carbolgefüllten Irrigator ans Kreißbett einer armen Frau. Ein Unterschieber fehlt da selbstverständlich, der vielbenutzte Nachttopf hat einen zerbrochenen Rand, eine Schüssel will die Familie zu solchen Zwecken nicht hergeben! Rathlosigkeit — die Ausspülung unterbleibt! Oder: Es ist ein Unterschieber da; der Irrigator wird mit warmem Wasser gefüllt; aber mit was für Wasser! Es ist aus dem Ziehbrunnen geholt, in einem Fleisch- oder Kaffeetopf angewärmt, es hat unbedeckt auf dem Eisenofen gestanden, ist mit Staub und Ruß verunreinigt, hat die Finger dieser und jener hilfsbereiten Person bereits benetzt, die nachfühlte, wie warm es sei! Eine solche Ausspülung kann gefährlich, verderblich sein. Die Hebamme trocknet ihre Hände in ein „reines" Handtuch, wie es ihr gebracht wird; bei der elenden Beleuchtung in der Armenwohnung sieht sie vielleicht nicht, womit sie ihre Hände inficirt!

So könnte ich noch seitenlang Beispiel auf Beispiel häufen, Vorkommnisse, die ich hier nicht construire, sondern die ich nur zu oft gesehen habe und noch sehe! Was ist aber die Folge davon? Die Hebamme, auch die, welche mit der Censur „recht gut" und von den besten Vorsätzen beseelt aus der Schule in die Praxis gegangen ist, sieht die Ausübung der Desinfection, wie sie sie in der Anstalt erlernt, mit einem Mal für kaum oder gar nicht durchführbar; sie hat auf der einen Seite trotz aller Anstrengung Mißerfolge, auf der andern Seite sieht sie in einer Reihe von Fällen bei mäßig oder gar nicht angewendeter Antisepsis Geburt und Wochenbett gut verlaufen, — sie entfremdet sich den Lehren der Schule und treibt keine wahre Antisepsis mehr! Eine halbe oder Viertelsantisepsis ist aber ebenso schlecht, vielleicht noch schlechter, als gar keine. Die Gebärenden sind in Infectionsgefahr wie früher, die Hebamme aber entschuldigt sich bei Unglücksfällen vor ihrem Gewissen und dem Publicum damit, „daß sie sich desinficirt habe".

Somit wird etwas klar und unumstößlich sicher: auch der beste Anstaltsunterricht in der Antisepsis genügt nicht für die Anforderungen der Praxis.

Genügt denn diesbezüglich der Klinikunterricht für die Studenten? Ganz und gar nicht! Was würden wohl unsere klinischen Lehrer der inneren Medizin, der Chirurgie, Kinderkrankheiten, Geburtshülfe sagen, wenn man ihre Unterweisung der Studirenden auf die klinischen Krankensäle beschränken und die poliklinischen Institute aufheben wollte? Sie würden sagen: Wir können für eine genügende Ausbildung der jungen Aerzte zur praktischen Ausübung der Medizin nicht mehr stehen. Die poliklinische Thätigkeit ist die sichere Brücke, auf der wir Alle von dem wissenschaftlichen und praktischen Betreiben der Medizin in geordneten Spitälern zu der durchaus verschiedenen praktischen Thätigkeit in den Häusern der Kranken in der Stadt und auf dem Lande gelangen. Gab es doch eine Zeit, wo der Unterricht der Aerzte vorwiegend ein poliklinischer war. — Die poliklinische Geburtshülfe, welche die Studirenden mitten in die Dürftigkeit und Schwierigkeit der Praxis führt, lehrt sie, den Umständen ihre gute Antisepsis, und nicht diese den üblen Umständen anpassen. Hier lernen sie eine richtige Ausspülung zurechtmachen, auch wenn nicht sauberes, kochendes Wasser aus der Leitungsröhre fließt, hier lernen sie eine Kreißende über irgend ein Gefäß so lagern, daß sie auch beim Fehlen eines bequemen Unterschiebers auf Injectionen nicht verzichten brauchen, hier lernen sie, die Hände lieber überhaupt nicht trocknen, ehe sie dieselben mit einem unsaubern Tuche besudeln u. dergl. m.

Was aber den Studenten semesterlang planmäßig beigebracht wird, dessen läßt man die Hebammenschülerinnen gar nicht theilhaftig werden, verlangt also schließlich mehr von ihnen, als von jenen! Nachdem die Schülerinnen nach 9monatlichem Aufenthalte in einer wohlgeordneten, genau reglementirten Schule durchschnittlich 5 meist normale Geburten mit allen stets paraten Hülfsmitteln der Anstalt, unter steter Aufsicht geleitet haben, sollen sie allen Unzulänglichkeiten und Zufälligkeiten der Ausübung ihres Faches in den Häusern der Gebärenden gewachsen sein!

Hat doch kürzlich ein sehr erfahrener Hebammenlehrer [1]) in richtiger Erkenntniß dieses schweren Uebelstandes allen Ernstes gerathen, seinem Beispiel zu folgen und die Hebammenschulen durch Vereinfachung der Einrichtungen den Umständen der Praxis näher zu bringen, um den Hebammen damit den Uebergang zu erleichtern. Ich kann diesem Vorschlag nicht beistimmen. Mag die Hebamme, wie der Arzt, in der Anstalt Mustereinrichtungen mit den Verbesserungen der neuesten Zeit kennen lernen, mag sie Achtung vor dem Ernst all dieser neuen Erwerbungen der Wissenschaft lernen, — wenn man ihr nur Gelegenheit gibt, die so erworbenen Grundsätze auch unter erschwerenden Umständen in Anwendung zu bringen. Dies geschieht jetzt nicht. Hier ist der wunde Punkt getroffen; hier muß ohne Frage Abhülfe geschaffen werden. Nicht nur muß in den Anstalten auf die immensen Unterschiede in der Handhabung der Antisepsis in Anstalt und Praxis hingewiesen und Anweisung ertheilt werden, wie diese Unterschiede am bequemsten und zweckmäßigsten ausgeglichen werden können, nicht nur muß bei den Prüfungen auf diesen Punkt besonderes Gewicht gelegt werden, sondern den Hebammenschülerinnen muß ganz ebenso wie den Studenten die Gelegenheit geboten werden, außerhalb der Anstalt unter Aufsicht antiseptisch entbinden zu lernen.

Dazu mache ich folgenden Vorschlag:

Die Stadt Straßburg besitzt, wie alle Universitäts- und größeren Städte, in welchen Hebammenschulen bestehen, ein

---

[1]) Valenta. Centralbl. für Gyn. 1888, Nr. 48.

geburtshülflich-poliklinisches Material, das groß genug ist, um dem Unterricht nicht nur der Studenten, sondern auch der jeweiligen 27 Hebammenschülerinnen vollauf zu genügen.

Da ferner die praktizirenden Hebammen, wie das Publicum sich an die eingeführten Institutionen der Poliklinik, speziell das gleichzeitige Erscheinen des Arztes und eines oder mehrerer Prakticanten, durchaus gewöhnt haben, so werden nicht die geringsten Schwierigkeiten zu überwinden sein, wenn nach Einrichtung einer Hebammen-Poliklinik der Hebammenlehrer oder sein Assistent bei jedem Falle in der Stadt von einer Schülerin begleitet ist.

Es ist meine Aufgabe, die Durchführbarkeit dieses Vorschlages bis ins Kleinste nachzuweisen. Folgende Bestimmungen wären zu treffen:

1) Der Hebammenlehrer zeigt alljährlich durch öffentliche Bekanntmachung oder Circular an die Hebammen der Stadt an, daß vom 1. Februar (d. i. nach dreimonatnatlicher Lehrzeit) bis zum letzten Juli poliklinische Hülfe von der Hebammenschule erbeten werden kann. Die Last, die ihm oder seinem Assistenten durch eine derartige Institution auferlegt wird, war auch dem Altmeister Fried nicht erspart. In der ältesten „Ordnung des Hebammenmeisters" Straßburgs[1]) aus dem Jahre 1728 war es diesem als eine der ersten Pflichten vorgeschrieben, den in der Stadt praktizirenden Hebammen in schweren Fällen mit Rath und That beizuspringen — „gegen billigmäßige Belohnung", welch letzterer Passus wohl wegfallen dürfte.

Im Interesse der Universitätsklinik aber ist es dringend geboten, diese zweite Poliklinik nicht zu einer ständigen, das ganze Jahr functionirenden Einrichtung zu machen, damit nicht zu viel Material den Studirenden verloren geht. Auf der andern Seite würde sich der Director der Universitätsklinik wohl dazu verstehen können, einen gewissen Theil der poliklinischen Fälle während des

---

[1]) H. W. Freund l. c. pag. 301.

angegebenen Zeitabschnittes an die Hebammenschule abzutreten; standen doch auch in den dreißiger Jahren Klinik und Hebammenschule unter Stolz und Ehrmann hinsichtlich der Benutzung des geburtshilflichen Materials in Wechselbeziehungen.[1])

2) Es dürfte sich empfehlen, nur solche Schülerinnen in die Poliklinik zu schicken, welche wenigstens eine Geburt in der Anstalt geleitet haben, damit sie an der Hand der gewonnenen Vorkenntnisse die Maßnahmen der poliklinischen Geburtshilfe zu beurtheilen und nachzuahmen im Stande seien. Daher braucht die Poliklinik erst an jedem 1. Februar eröffnet zu werden. (Der Lehrkursus beginnt im November.)

3) Die Spitaloberhebamme muß, sowie eine Schülerin poliklinisch beschäftigt gewesen, zwei folgende anweisen, Tag und Nacht bereit zu sein, in die Stadt zu gehen — eine vortreffliche Vorbereitung für die Praxis.

4) Den in der Stadt praktizirenden Hebammen, welche sich über das Einführen zukünftiger Berufsschwestern in ihre Praxis beklagen könnten, ist eine Entschädigung von 2 Mark für jeden einzelnen Fall zu zahlen. Dann wird ein Widerstand gegen die neue Institution um so weniger geleistet werden, als es sich ja in den Fällen, in denen poliklinische Hülfe erbeten wird, nur um Armenpraxis handelt, wo die Hebammen erfahrungsgemäß kaum mit der oben genannten Summe, oftmals sogar gar nicht bezahlt werden. Zudem kann die praktizirende Hebamme der Schülerin die Erlaubniß ertheilen, ihr die Wochenbettbesuche bei der betreffenden Frau ganz oder theilweise abzunehmen. In diesem Fall wäre der Gewinn für die Schülerin ein sehr bedeutender; sie muß dann täglich selbstständig Temperatur messen, eventuell Ausspülungen, Clystiere, Umschläge u. s. w. geben, das neugeborene Kind baden, wickeln u. dergl. m.; werden dann über jeden poliklinischen Fall schriftliche

[1]) H. W. Freund l. c. pag. 310.

Berichte von den Schülerinnen verfaßt, werden dieselben in besonderen Unterrichtsstunden verlesen und hauptsächlich in Bezug auf die zur Anwendung gelangten antiseptischen Maßnahmen vor der versammelten Schule durchgesprochen, so resultirt ein nicht hoch genug anzuschlagender Vortheil für die Sache der Desinfection.

Für die Entschädigung der Hebammen und die ev. Benutzung von Fuhrwerken genügte die Einstellung eines Fonds von höchstens 300 Mark in den Etat der Hebammenschule. Ich zweifle nicht, daß die Behörden gegebenenfalls eine so kleine Ausgabe bewilligen würden; ich weise aber zum Ueberfluß darauf hin, daß in den letzten Jahren bei der Straßburger Hebammenschule 800 Mark erspart worden sind, indem die Fonds zu Stipendien von 1600 auf 800 Mark reduzirt werden konnten.[1])

5) Was ich hier für Straßburg vorgeschlagen habe, läßt sich mutadis mutandis ebenso für die Hebammenschulen von Colmar und Metz anwenden. Anhangsweise möchte ich darauf aufmerksam machen, daß überall da, wo Hebammenschule und Universitätsklinik mit einander verbunden sind, der poliklinische Unterrichtsmechanismus für beide Anstalten sich noch viel einfacher gestalten würde, als hier zu Lande, weil dort der betreffende poliklinische Assistent zu jedem Fall einen Studirenden und eine Hebammenschülerin mitnehmen könnte.

Gegen diesen Vorschlag dürften ernsthafte Gründe nicht vorzubringen sein. Die Ausführung desselben wäre aber, wie ich gezeigt zu haben glaube, so einfach, daß sie ohne jegliche Vorbereitung an jedem beliebigen Tage ins Werk gesetzt werden könnte. Die Vortheile aber, die aus diesem schon wegen seiner Einfachheit sich empfehlenden Hülfsmittel zur Reform der Hebammenantisepsis resultiren müssen, liegen so klar auf der Hand, daß eine weitere Auseinandersetzung derselben unnöthig erscheint. Muß schon die Unterweisung in einer so eminent praktischen

---

[1]) l. c. pag. 313.

Kunst, wie sie die Geburtshülfe besonders in den Händen der Hebammen ist, eine vorwiegend praktische sein, um wie viel mehr ist dies zu verlangen bei der gründlichen Erlernung der Antisepsis, in deren Theorie und wissenschaftliche Grundlagen keine auch noch so weise Frau jemals wird eindringen können! Darum werden alle mündlichen und schriftlichen Lehren, wie die Anstaltsantisepsis zur Antisepsis der Praxis zu modifiziren sei, erfolglos bleiben, wenn sie nicht durch praktische Uebungen erprobt werden. — Gewiß lernt der Soldat das Waffenhandwerk auf dem Exercierplatz; für die Schlachten aber wird er erst tauglich, wenn seine Fähigkeiten in den Manövern erprobt sind! Aehnlich liegen die Dinge bei allen praktischen Fächern. So lange in der uns beschäftigenden Frage dem oben besprochenen Erforderniß nicht genügt ist, werden auch die sorgsamst ausgearbeiteten Hebammenordnungen die erwarteten Erfolge nicht bringen, werden auch etwaige Strafbestimmungen wegen Nichtbefolgung der antiseptischen Vorschriften nicht heranzuziehen sein, weil den Hebammen die Entschuldigung nicht zu verwehren ist, daß sie die Sache nicht durch und durch gelernt, gesehen und geübt hätten.

* * *

In Folgendem will ich nur kurz einige Punkte berühren, hinsichtlich deren ein Theil der oben genannten Kommission und die Majorität des ärztlich-hygienischen Vereins zu Resultaten gelangt ist, die ich nach meinen Erfahrungen und Anschauungen nicht gutheißen kann. Ich bespreche sie an dieser Stelle, weil ich auch ihnen die Möglichkeit einer weiteren Discussion gern gegeben sehen möchte.

Der erste davon betrifft die Behandlung der Nachgeburtsperiode, eine Frage, in der seitens alter und junger Hebammen noch täglich Fehler gemacht werden, und deren Lösung meiner Meinung nach wieder von der Lehranstalt aus durch Abänderung der gesetzlichen Vorschriften anzustreben ist. Wenn auch die Anschauungen über die beste Art der Behandlung der Nachgeburtsperiode und demgemäß auch die Methoden unter den heutigen Geburtshelfern noch auseinander gehen, so sind doch alle darin einig, daß gerade diese Periode von entscheidender Wichtigkeit für den Verlauf des Wochenbettes, für Gesundheit und Leben der Entbundenen ist. Es wird also für die Hebammenthätigkeit sehr viel darauf ankommen, daß hier das Beste, was es zur Zeit gibt, allein gelehrt wird. Nun weiß aber jeder Frauenarzt, daß die überwiegende Mehrzahl der Wochenbettserkrankungen (welche auch in Elsaß-Lothringen noch recht häufig sind) und der Todesfälle auf eine fehlerhafte Leitung der dritten Geburtsperiode zurückgeführt werden muß. Da nun die meisten Geburten von Hebammen allein geleitet werden, welche, wie oben bemerkt, die Lehren der Hebammenschule peinlich zu befolgen pflegen, so kann man nur den Schluß ziehen, daß eben jene Lehren noch nicht den höchsten Grad des gegenwärtig Erreichbaren darstellen.

Die Schülerinnen „lernen" das active, das Credésche Verfahren; sie leiten aber durchschnittlich in der Anstalt nur 5 Geburten! Auf Grund meiner Erfahrungen bestreite ich aber, daß ein Student oder eine Hebamme dieses Verfahren bei im ganzen 5 — meist normalen — Geburten zu erlernen vermag. Macht doch Credé selbst verschiedene Vorschriften für Anfänger und Geübtere! Straffe, dicke Bauchdecken, schlaffe oder abnorm kräftig entwickelte, verlagerte, verbildete Uteri, eingeklemmte oder mehr weniger adhärente Nachgeburten u. s. w. u. s. w. modifiziren das Verfahren im einzelnen Falle so erheblich, daß zur gründlichen Beherrschung desselben eine längere Lehrzeit an reichem Material gehört. Darum schon ist das Verfahren nicht für alle Fälle ohne Unterschied anzurathen. Für die gewöhnlichen, normal verlaufenden Geburten ist die abwartende Methode zu lehren, weil sie durchaus ungefährlich ist, keinerlei Geschicklichkeit voraussetzt und, wenn sie nicht übertrieben wird, meist nicht viel längere Zeit in Anspruch nimmt, als ein bis zwei Stunden. Will man daher nicht den Schülerinnen die Zeichen beizubringen versuchen, die eine Ausstoßung der Nachgeburt in die untersten Gebärmutterabschnitte oder in die Scheide anzeigen, und ihnen dann die Herausbeförderung der größtentheils gelösten Placenta mit Hülfe des Credéschen Handgriffes (der dann nicht besser gelernt sein braucht, als es bei 5 Geburten möglich) anempfehlen, so möge man für die normale Geburt 2 Stunden als das Maximum von Zeit festsetzen, bis zu welchem gewartet werden soll — falls nicht regelwidrige Zufälle, Blutungen 2c. eintreten.

Man kann billigerweise verlangen, daß gewisse unbestrittene Vorzüge der abwartenden Behandlungsmethode bei der Reform des Hebammenwesens in der angegebenen, bescheidenen Art berücksichtigt werden. Daß aber eine Herausbeförderung der Placenta zu kurze Zeit nach der Geburt des Kindes zu widerrathen, haben auch die eifrigsten Anhänger der Credéschen Methode durch Wort oder That eingeräumt. Der Einwand, daß eine beschäftigte Hebamme nach der Geburt des Kindes nicht noch 2 Stunden auf die Placenta warten könne oder wolle, ist nach meinen poliklinischen Erfahrungen nicht stichhaltig. So oft ich es anbefohlen habe, ist es ohne Widerstand befolgt worden. Lehrt man den Schülerinnen bereits, daß zur Ausstoßung der Nachgeburt wenigstens 1—2 Stunden nöthig sind, so wird keine Hebamme in der Praxis diese Wartezeit unbequem empfinden; und ist dieses Abwarten einmal als nützlich erkannt, dann sind auch dergleichen zarte Rücksichten auf die Zeit der Hebammen nicht am Platze, und volle Rücksicht nur für die Gebärende geboten.

Eine gute Leitung der dritten Geburtsperiode ist in der That ein integrirender Bestandtheil der antiseptischen Maßnahmen.

Die Wahl eines guten Antisepticums kommt ferner in Betracht, wenn eine neue Hebammenordnung mit vorwiegender Berücksichtigung der Antisepsis aufgestellt werden soll. Man verlangt von einem solchen Mittel neben der größtmöglichen Wirksamkeit noch hauptsächlich Ungiftigkeit, Unschädlichkeit und Billigkeit.

Keines der bisher gebräuchlichen Mittel entspricht diesen Anforderungen durchweg.

Ganz unberücksichtigt muß für die Hebammen das Sublimat wegen seiner großen Giftigkeit bleiben. Das Carbol in 2—5% Lösung hat sich entschieden die meiste Anerkennung gerade bei den Hebammen erworben. Die Vorwürfe, welche man ihm machen kann, beziehen sich auf seine Gefährlichkeit bei Nieren- und Herzleiden, schwerer Anaemie, Eclampsie u. s. w. — Zuständen, welche die Hebammen nur in seltenen Fällen erkennen; außerdem ist es noch relativ theuer. In neuerer Zeit ist das Creolin (Pearson) gerade für Hebammenzwecke entschieden empfohlen worden. Größere Versuchsreihen sind besonders in der Frauenklinik und der Hebammenschule zu Breslau von Born und Baum angestellt worden und haben sehr gute Resultate geliefert. Auch ich habe eine größere Erfahrung mit diesem Mittel; ich habe bei nicht concentrirter Anwendung niemals auch nur das geringste üble Symptom auftreten sehen, ob ich nun intra-uterin oder für die Scheide davon Gebrauch machte. Allerdings verwende ich schwache, aber nach meinen Erfahrungen durchaus ausreichend desinficirende Lösungen: zum Waschen der Hände und Desinficiren der Instrumente eine 2%-, zum Reinigen der äußeren Geschlechtstheile und Scheidenausspülungen eine 1%-, zum intra-uterinen Gebrauch eine ½ %-, zum Auflegen auf die Brustwarzen eine ½ — 1%-Lösung. Mit einer Quantität von 200 gr. Creolin kommt man daher weit länger aus, als mit der gleichen Quantität Carbol; schon aus diesem Grunde würde sich das Mittel für die Hebammenpraxis empfehlen.

Was dann seine Giftigkeit anlangt, so geht sie ihm entschieden nicht so vollkommen ab, wie man im Anfang glaubte. Einige zweifellos auf Creolin zurückzuführende Zufälle, (Erbrechen, Schwindel, Ohrensausen, schwarzer Urin) sind bekannt worden; wenn man aber Lösungen in den oben angegebenen Concentrationsgraden verwendet, so wird man dergleichen wohl nicht erleben. Zudem sind Carbolzufälle durchaus nicht selten. Was aber den angeblichen Creolin-Todesfall in Breslau betrifft,[1]) so ist derselbe nicht klar, jedenfalls sehr complicirt. Eine fiebernde, zweifellos inficirte Gebärende, der man täglich literweise irgend einer antiseptischen Lösung in' die Gebärmutter spült, und die man sogar in ihrem bedenklichen Zustand täglich aus dem Bett aufstehen, sich auf einen Untersuchungsstuhl setzen und wieder ins Bett zurückgehen läßt, ist sicherlich viel eher üblen Zufällen

[1]) Rosin. Therap. Monatshefte 1888, Nr. 10

ausgesetzt, als eine andre. Für die Hebammenpraxis aber fällt dieser Fall fast gar nicht ins Gewicht, denn da werden keine intra-uterinen Ausspülungen gemacht, und gegen literweisen, zu concentrirten Gebrauch kann man durch genaue Verordnungen Vorkehrungen treffen. — Schließlich sind von den Creolin-Gegnern noch zwei Uebelstände erwähnt worden: Brennen auf der Haut und unangenehmer Theergeruch. Den ersten Vorwurf muß ich als richtig anerkennen, sofern man Lösungen über 1% nimmt; bei 1% aber ist das Brennen nur ein Symptom bei empfindlichen Frauen, die auch bei jeder 2%-Carbollösung dasselbe klagen.

Der Theergeruch wird vom Publicum nicht so unangenehm empfunden, als man vielfach angibt. Ich habe jedesmal bei Frauen aus den besten und den niedersten Ständen nach diesem Umstand geforscht, bin aber in keinem einzigen Fall auf ernsten Widerstand gestoßen. Die desodorirende, austrocknende und über allen Zweifel nachgewiesene antiseptische Wirkung des Mittels, welches übrigens billig ist und die Hände nicht angreift — ein sehr beachtenswerthes Moment für die Hebammen —, macht dasselbe für geburtshülfliche Zwecke empfehlenswerth.

Ich habe diese Dinge gleichsam anhangsweise besprochen, um modernen Erfahrungen in der Geburtshülfe die Möglichkeit der Discussion oder Anwendung in weiteren Kreisen zu verschaffen, zu einer Zeit, wo eine Reform in Angriff genommen wird. Ich halte diese Sorgen aber für secundäre. Mein Ceterum censeo heißt:

Die Hebammen müssen auch poliklinischen Unterricht erhalten.

FSC
www.fsc.org
MIX
Papier | Fördert
gute Waldnutzung
FSC® C083411

Zeitfracht Medien GmbH
Ferdinand-Jühlke-Straße 7
99095 Erfurt, Deutschland
produktsicherheit@kolibri360.de